CARAS MARCADAS

¿Por qué nacen barros y espinillas?

¡La respuesta está aquí!

El acné
no discrimina,
todas las
razas lo
padecen.

ANDRES PAYAN

PAGE PUBLISHING, INC.
Nueva York, NY

Primera publicación original de Page Publishing, Inc. 2019

ISBN 978-1-64334-095-1 (Versión Impresa)
ISBN 978-1-64334-096-8 (Versión electrónica)

Libro impreso en Los Estados Unidos de América

Todos anhelamos lo bueno, por eso desde el comienzo de nuestra vida, empezamos a ponernos metas sean estas: conocimientos, posiciones sociales, riquezas, un buen hogar con hijos inteligentes, placeres; etc.

Sin embargo, no es difícil encontrar o darnos cuenta de que aquellas personas que lograron llegar a estas metas o estar en la cumbre se descuidaron del mejor tesoro que pudieron haber conservado. Una piel saludable hoy se encuentra en la penosa o amarga situación de no poder gozar la dicha de no tener una piel envidiable, pues quizás en su juventud adquirieran una enfermedad en la piel y la restaron importancia, porque más les interesaba cumplir las metas a largo plazo y no cuidarse a sí mismo, aunque es cierto que un profesional de la salud les puede ayudar, no se informaron de la manera cómo funciona nuestro organismo. Nosotros los humanos deberíamos de conocer nuestro cuerpo y cuidarlo. Sabiendo cómo funciona, podremos darle un buen mantenimiento. La intención de esta obra es que pongas en práctica lo que aquí se expone y te informes cómo debe evitar que te broten esos barros y espinillas, después de eso tú tomarás la decisión de poner en práctica esta información. Recuerda esto, tú tienes que leer toda la información y ponerla en práctica. Si así lo haces, lograrás una meta más en tu vida, si no la entiendes léela con mucho cuidado hasta poder entender la información y así ponerla en práctica prescindiendo donde vivas tú, lo más seguro es que ya has visto a alguien que padezca de un problema que es muy común en los jóvenes.

¿Qué problema es?

Los barros y espinillas, ¡qué problema!, pues no discrimina, no importa la raza o posesión social de repente aparecen y en la mayoría de las veces, es para quedarse por un buen tiempo. Él que padece de este problema desde un principio empieza a buscar ayuda y mientras más sea fona por curarlos, más frustrados se sienten, pues no encuentran resolver el problema, que a principios no parecía ser grave pero cuando van pasando los años empiezan a ver las huellas de lo que parecía algo sin importancia. Entonces, la pregunta es ¿por qué me nacen barros y espinillas? Esta pregunta se la están haciendo miles de jóvenes alrededor del mundo, ¿a quiénes? A sus padres, amigos y asimismo lamentablemente, los padres no tienen respuesta a esas preguntas y terminan diciendo a los hijos que lo heredaron de alguien de la familia. Esta pregunta la hacen una y otra vez. Como si su conciencia les dice que sí hay una respuesta lógica, pero la contestación a su pregunta nunca aparece. En su angustia por encontrar una solución al problema, siguen buscando la medicina. Entonces las visitas al médico y al dermatólogo se vuelven constantes, gastando así grandes sumas de dinero en cremas y tratamientos. Que solo alivian el problema; pero no una solución total, por eso la pregunta sigue siendo la misma.

¿Por qué me nacen barros y espinillas?

Qué frustrante es cuando la persona cumple los veinticinco años, se mira en el espejo y ve su rostro bien dañado, su piel toda perforada. Por fin desaparecieron los barros y espinillas, pero las marcas quedaron para siempre, pero aún después que los barros desaparecieron siempre que se ve el rostro. Se hace la misma pregunta: ¿Por qué me nacieron barros y espinillas? Luego empieza a recordar todas las cosas que le decían sus familiares y amigos. Ahora que ya no tiene los barros y espinillas le preocupa otra cosa y es que no se ve la misma edad que tiene y dice dentro de sí, nunca me miré joven.

Por eso, si tú eres una persona que padeces de este problema tienes que poner en práctica los consejos que se dan en esa información ya que te beneficiarás tú y tus futuros hijos, pues cuando tengan una edad apropiada les darás la información con la que tú te estás beneficiando. Esto significa que tú y tus descendientes nunca se van a hacer la pregunta que muchos se hacen: ¿Por qué me nacen barros y espinillas? No tendrás que repetir la respuesta que te dieron tus padres; diciendo eso es herencia. Ni mucho menos tendrás que ir al médico solo para escuchar que debes comer saludable y llevar una dieta saludable sin grasa, aunque te apegaste al consejo el problema sigue igual o peor que antes.

Después de poner en práctica esta información verás resultados que nunca te arrepentirás de haber aplicado en tu vida estos consejos tan valiosos. Pues, la pregunta que siempre te has hecho – tiene una respuesta lógica pero antes de contestar esa pregunta, primero medita en las siguientes preguntas. Las preguntas son las siguientes: ¿A qué edad empezaste a masturbarte? A los diez, once, doce o trece. La respuesta solo tú la sabes sea cual sea la edad, lo cierto es que esta práctica fue la que te llevó a perder la lucidez de tu piel. ¿Por qué? Porque tú cuerpo no estaba listo para tener relaciones sexuales, muchos jóvenes que empiezan a masturbarse a edades muy tempranos no llegan a desarrollar su cuerpo de una manera normal porque dan un salto de un niño llegan a ser adultos de una vez.

Qué lamentable llega a ser el caso pues nunca llegan a enterarse del daño que se ocasionan a su propio cuerpo. A la edad de los doce y los trece años, empiezan a brotar los famosos granitos en el rostro. Los jóvenes que están padeciendo el problema, señalando al joven con varias le dicen: "Necesitas tener sexo." Al escuchar esto el joven corre a un lugar donde no pueda correr ser visto y empieza a masturbarse. Sin darse cuenta de que se está perjudicando a sí mismo y la pregunta continúa de la misma manera dentro de sí mismo dice: "Yo estoy teniendo sexo entonces, ¿por qué continúa el problema?" Y la respuesta es esta, te nacen barros y espinillas porque te estás masturbando. Y cuando empezaste el mal hábito eras una persona demasiado joven, tú cuerpo no estaba listo para tener sexo. Hasta este momento conseguiste la respuesta a la pregunta que tanto te insistes por mucho tiempo, aunque es cierto que algunas veces aparecen los barros por otros motivos lo cierto es que en la mayoría de las personas que padecen este problema es porque han practicado el sexo incorrectamente durante un periodo de tiempo. Solo tú sabrás cuándo empezaste y cuándo dejaste el hábito de masturbarte, pero supongamos que empezaste a los trece años y dejaste este sucio y mal hábito a los quince, y lo dejaste porque a esa edad encontraste una pareja, pero sucede que – tú problema continúa como al principio. ¿A qué se debe entonces que tú continúas, si ya dejaste esa mala práctica? No olvides que tu problema empezó porque permitiste a tu cuerpo desarrollarse primero, o sea no permitiste que tú lo que tenías que hacer el problema.

¿Qué debes hacer? Aquí está la respuesta:

La respuesta es muy sencilla; tienes que evitar las relaciones sexuales por lo menos un periodo de cuarenta días. En ese tiempo tu cuerpo encontrará las defensas necesarias para curar el problema que tanto te molesta. Esto es en el caso que seas un adulto que tenga una pareja, pero si eres un joven que no tiene pareja, entonces lucha por mantener la castidad. Manteniendo la castidad, evitarás los problemas que tanto te afligen.

¿De qué maneras puedes conseguir la castidad?

Lo primero que tienes que hacer es evitar a toda costa la pornografía. Si evitas esto, podrás vencer el mal hábito.

En segundo lugar, tienes que alejarte de aquellas conversaciones que están relacionadas con el sexo. Esto es muy importante. ¿Por qué? Porque ver pornografía normalmente lo haces a solas, pero las conversaciones siempre son en grupos. Cuando surja un tema de sexo entre tus amigos aléjate o cambia de conversación. Qué fastidio va a ser cuando te pregunten porque estás evitando el tema. ¿Qué puedes hacer? Usa el buen sentido de humor, sonríe, recuerda que tu objetivo es hacer que desaparezcan tus barritos de tu piel.

¿Y cuándo hayan desaparecido?

Seguro que te van a preguntar qué medicina usaste. Más de una persona te pedirá la receta o te preguntará qué hiciste. Qué bueno es saber lo que nos afecta. Y qué feliz se siente él que pone en práctica los consejos porque los resultados serán buenísimos. Por eso, si alguien quiere saber porque se te desaparecieron tus barritos, es acción tuya de hablar de tus cosas íntimas. Otra cosa que debes hacer es mantenerte ocupado en algo que te beneficie, nunca te quedes solo en tu casa pues al estar solo seguro de que se te vendrán pensamientos que van directo al mal hábito de la masturbación. Lucha por mantener tu mente ocupada en cosas que no sean perjudiciales para tu salud mental, pero si eres una persona adulta, con más de veintidós años y el problema continúa, es posible que hasta este momento de tu vida todavía estés practicando la masturbación, sea directa o indirectamente, esto quiere decir que existen dos maneras de masturbarse. La primera es cuando la persona se autocomplace sea usando algún objeto o con sus propias manos, en otras palabras cuando no tenemos una persona del sexo opuesto a nuestro lado. La segunda manera de masturbarse es cuando tenemos una pareja pero no practicamos las relaciones sexuales de la manera correcta, por eso muchas personas aunque tengan una pareja o estén casadas, siempre continúan con el problema, sus barros y espinillas no desaparecen, entonces la pregunta que surge es: ¿Por qué masturbarse produce problemas en la piel? Tenemos que reconocer que todos los seres humanos estamos hechos con energía o electricidad, es por eso que cuando vamos manejando un automóvil por algún tiempo, al bajarnos del automóvil y tocamos un metal de repente hay una descarga eléctrica de nuestro cuerpo. Entonces cuando practicamos o cuando tenemos relaciones sexuales nuestro cuerpo produce una fuerte descarga eléctrica en el mismo momento que llegamos a la culminación de la relación sexual, entonces ¿qué sucede cuando practicamos el sexo de una manera incorrecta? Lo que sucede es que todas las descargas eléctricas que producimos no salen por ningún lado, entonces hay una explosión dentro de nuestro cuerpo que no nos damos cuenta, pero el resultado es que salen los granitos, algunas veces en la cara y otras veces en la espalda.

Si estás casado, y estás todavía con el problema de los barros y espinillas, lo más seguro es que estás practicando las relaciones sexuales de una manera incorrecta. La siguiente gráfica te hará entender la manera correcta; pero aunque practicarás la relación correctamente, si ya tienes el problema del acné, no se te quitará el problema, sino sigues el siguiente consejo; debes guardar por lo menos cuarenta días sin tener relaciones sexuales. El mejor momento para esto es que tu esposa tenga su primer hijo y guardar una dieta de cuarenta días, dieta que toda mujer debe guardar después de dar a luz un hijo. A lo mejor si ella fuera la que tiene el problema, la cuarentena le beneficiaría a ella si no es que a ambos.

Esto es cuando hay un contacto correcto en la relación:

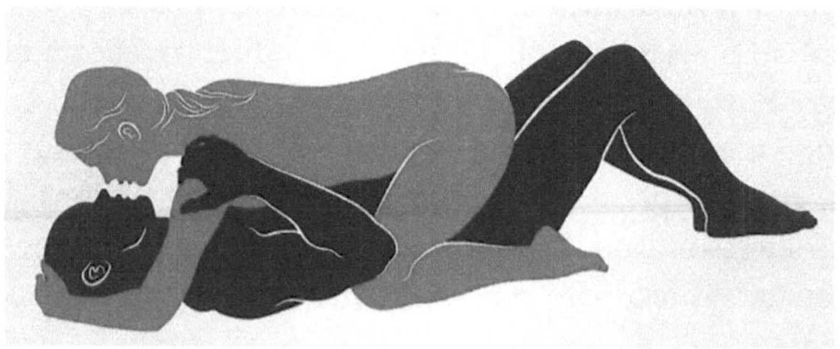

Esta es la forma correcta de la relación sexual para aquellas personas que tienen problemas de barros y espinillas porque la energía de ambos circula por ambos cuerpos. Cuando se practica la masturbación la energía queda en el mismo cuerpo y existe una explosión en el cuerpo que resultan los barros y espinillas. Recuerda que el hombre produce la energía positiva y la mujer la energía negativa. Ambas energías se combinan y no se produce ninguna consecuencia en la piel. En la gráfica siguiente se muestra lo incorrecto de las relaciones sexuales.

Esta es la forma incorrecta de las relaciones sexuales para aquellas personas que tienen problemas con los barros y espinillas:

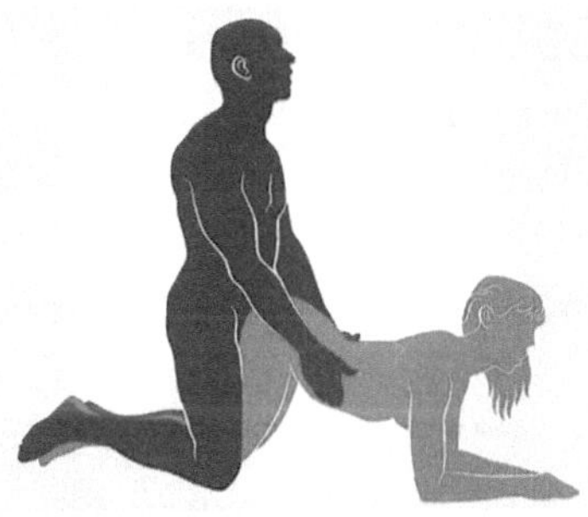

Esto es igual a masturbarse.

Aunque la persona no está consciente, pero esto es igual masturbarse. Recuerda que una cosa es hacer el amor y otra es tener sexo. Ten presente que la forma directa de masturbarse es cuando tú tienes sexo como tu propia mano o que alguien use las manos para manipular sus genitales. Esto no lo debe permitir de cualquier persona, siempre piensa que tu cuerpo es sagrado, cuida a tu cuerpo como lo mejor que Dios la ha dado. Al poner en práctica esta información verás resultados que jamás se imaginó tener en un tiempo corto, y sin usar medicina, aunque el usar cremas o seguir un tratamiento de un médico es una acción personal, pero no olvides que los problemas de la piel en un 85% son provocados por el mal uso de las relaciones sexuales. [Barros y espinillas] Nunca debemos de imitar a los estúpidos, por ejemplo, muchos médicos dicen que la masturbación es algo inofensivo, que con el tiempo la persona lo deja de practicar. La persona que practica este sucio hábito por largo tiempo, el resultado será que vivirá el resto de su vida con la cara marcada, o sea con la cara llena de marcas que nunca se le borrarán. Recuerda el siguiente dicho: "Ser cojo de un pie se nos complica la vida, pero es peor cuando se es cojo del cerebro."

El grito de Tarzán.

A principios de los años 1970 un niño de nombre Andrés, ha acompañado a su mamá al hospital, a visitar a su papá que había sido operado de una hernia, aquel niño de los años estaba muy familiarizado con las aventuras Tarzán. Cuando llegó al cuarto donde estaba su papá recuperándose de la cirugía, empezó a escuchar que en uno de los cuartos al lado de su papa, un hombre gritaba tan fuerte, que de inmediato le preguntó aquel niño su mamá: "¿Tarzán, está aquí en el hospital?" Le dijo: "A Tarzán, algo le pasó, quiero ir a verlo." La mamá calmó a su niño diciéndole que Tarzán, no era un hombre real, que solo existía en las películas. "Pero es que ¿no lo estás escuchando?" Le dice el niño por muy larga fuera la explicación que su mamá le diera. Andresito estaba convencido que había escuchado los gritos de Tarzán; pero que era lo que estaba pasando en realidad con aquel hombre que gritaba con tanta desesperación, aquel hombre en su angustia decía: "¿Por qué no me dejaron morir? Así yo no quiero vivir." El doctor le aplicó una inyección, el hombre a los pocos minutos se duerme y vuelve la calma, de repente surge una pregunta y cuando se despierte: "¿Volverá a reaccionar del mismo modo?" "Todo estará bien." Le dice el doctor a la esposa de aquel hombre, luego ella le dice: "La noticia tenía que dársela de otra manera, no debió ser tan directa al decirle que le habían salvado la vida, pero no pudieron salvar sus testículos. El accidente automovilístico había sido tan fuente que nadie creía que se salvaría." El doctor explicó a la muy dolida esposa que era normal la reacción de su esposo, que la mayoría reaccionaba así, pero que todo iba a estar bien. Ella le pregunta al doctor: "¿me está diciendo que esto sucede a menudo?" "Más frecuente de lo que usted se imagina." le dijo el doctor, "Hay muchos hombres al" le dijo el doctor, "hay muchos hombres alrededor del mundo que pierden uno y a veces hasta los dos testículos, no solo por un accidente sino por varios motivos." La esposa, la mamá y una hermana de aquel hombre lloraron, fue una tragedia que tardaron mucho tiempo en olvidar, como le dijo el médico a aquella esposa triste, todos los días suceden casos como el de aquel hombre. Ante una verdadera tragedia no todos reaccionan de la misma manera, en algunos casos la persona, se rehabilita y lleva una vida "normal", en otras ocasiones la persona entra en una fuerte depresión, que su mejor salida al problema es suicidarse, en otras la persona lo ve como una oportunidad de explorar cosas diferentes.

Ese fue el caso de un actor mexicano que en su momento fue un hombre que tuvo mucha fama actuando en películas. Sus películas eran bien comentadas por mujeres y hombres en las noticias de las farándulas, siempre hablaban de que tenía muchas mujeres. Se referían a él como el hombre más cotizado del medio artístico, muchas mujeres suspiraban al verlo, y cuando lo entrevistaban decía que su vicio eran las mujeres. De repente sin haber un motivo, despareció del cine y la farándula, no volvieron hablar de él. ¿Qué había pasado con aquel famoso actor? Todo el mundo quería saber de él. Después la televisión lo buscó y lo encontró, ahora era una dama muy hermosa. ¿Qué paso? Le preguntaron en la entrevista por qué él cambió, él respondió: "Porque esto es lo que me toca vivir ahora, esto era mi destino." Contestó con una sonrisa coqueta, al lado de él estaba una mujer muy bonita, luego le dijo al periodista que lo entrevistaba: "Te presento a mi novia." Sorprendido el periodista le preguntó: "Pero cómo es que te viste de mujer para luego seguir conquistando mujer." Él responde y dice: "Esto es lo que me toca vivir." Después de besar a la mujer que había presentado al mundo como su novia dijo: "Me cambié de sexo y ahora soy lesbiana, en realidad a mí nunca me gustaron los hombres así que si me dicen lesbiana, no me molesta eso es lo que soy ahora. Esto es lo que me toca vivir." Recalcó nuevamente. Aquella entrevista fue larga, pero aquella persona nunca dijo el motivo de su transformación. Si sabemos que un hombre es muy macho, que le gusta tener relaciones con varias mujeres, es lógico concluir que si después de convertirse en una linda mujer, todavía siente ese deseo por ellas. Eso significa que algún accidente le ocurrió, o alguna enfermedad lo hizo perder sus testículos. Tuvo que tener razones para hacer tan semejante cambio de hombre a mujer: En el caso anterior fue un accidente automovilístico que lo hizo perder lo más preciado de un hombre en este otro caso no se supo que pasó realmente.

Si recordamos al principio el doctor le dijo a la esposa triste, que había varias razones para que un hombre perdiera sus testículos a parte de un accidente, ¿qué otra razón puede existir para llegar a tan grande desgracias? ¿se puede evitar esto? Para algunos es penoso y para otros no. Si esto ocurre por medio de un accidente; si ya ocurrió, qué se puede hacer, absolutamente nada pero si se pueden evitar los accidentes aparatosos, por ejemplo, hay que tomar conciencia de que cuando alguien maneje un automóvil que no maneje bajo la influencia del alcohol y de las drogas si hacemos esto se evitarán cosas o accidentes que causen tanto dolor y angustia en uno mismo y en otras personas. Aunque en algunas veces podamos evitar un problema como el que hemos mencionado; en otros es imposible hacerlo, por ejemplo: Un buen día se presentaron a una clínica dos mujeres embarazadas, al menos eso era lo que sospechan; que estaban esperando un bebé. Una era casada y la otra soltera pero que había sido violada. Cuando el doctor habla con Evangelina, la que era soltera le dice felicidades usted está embarazada. Ella empieza a llorar; ella le dice al doctor: "Esto es producto de una violación." Ella lloró como nunca lo había hecho en su vida. Norma, la otra que también sospechaba que estaba embarazada; mientras iba rumbo a su casa; la que estaba casada le preguntó a la que estaba soltera: "¿Vas a tener ese niño?" A lo que ella le respondió: "Sí, ¡mi hijo va a nacer!" "Ah qué tonta." Le dijo la amiga.

Cuando Norma se presenta donde su esposo y le dice con gran emoción: "Mi amor, estoy embarazada." Él dice: "¡Qué! Estabas planificando. ¿Qué paso?" Ella le contestó: "Sí, pero algo falló." "Bueno," dice él "todavía no estamos preparados para ser padres, lo mejor es que te hagas un aborto." Se pusieron de acuerdo y a los tres meses interrumpieron el embarazo. Un año más tarde aquel hombre (Samuel) empezó a sentir un fuerte dolor en un testículo, tomaba pastillita, calmaba el dolor y continuaba la vida normal. Cuando pasaron seis meses, empezó a notar que un testículo estaba más grande que el otro; entonces, fue cuando visitó al médico; la noticia que el médico le dio fue muy mala. El médico preguntó: "¿Eres casado?" A lo que él dijo: "Sí soy casado." "¿Tienes hijos?" Samuel respondió: "No." "Tienes tres semanas para embarazar a tu esposa, porque hay que sacar el testículo izquierdo cuanto antes. Después de la cirugía vas a quedar estéril. No puedes esperar más tiempo porque corres el peligro que el tumor dañe el otro testículo; y entonces sí vas a quedar impotente." Aunque Samuel no gritó como un Tarzán, sí lloró como un niño después de la cirugía; su esposa no quedó embarazada; por lo tanto él no conoció hijos de su sangre. Casos como este se repiten todos los días. Se dice que solo en los Estados Unidos hay más de veinticinco millones de hombres con un solo testículo y otro tanto más sin los dos. ¿Pudo haberse evitado lo que le pasó a Samuel? Por supuesto que sí, visitar al médico en los primeros síntomas puede evitar algo tan trágico como esto. Cuando una tragedia como esta llega a la vida de un hombre es igual o peor que, como cuando una mujer pierde su virginidad en una violación; y si el caso fuera por un error médico, todavía resulta más traumático.

Eso fue lo que le paso a Orlando en Guatemala cuando él llegó al hospital a tratarse de un testículo que se le había crecido, el doctor le dijo que tenía que someterse a una cirugía de inmediato; cuando Orlando despertó, le dieron la mala noticia que el doctor se había equivocado, que cortó el testículo bueno y por eso tuvieron que quitar los dos. Orlando gritó como un Tarzán, turando que iba a matar a todos los que trabajaban en aquel lugar. Por un error médico muchos hombres han tenido que pasar por algo tan doloroso; aunque estos casos no son comunes, si sucede; cuando alguien necesita pasar una consulta como esa tiene que buscar un profesional con mucha experiencia y que tenga fama de ser un buen especialista en este tipo de problemas.

Otro caso que es muy frecuente pero que pocos lo saben es de personas que se someten a este tipo de cirugías por su propia voluntad. Este fue el caso de José; él tenía poco más de dieciocho años, cuando empezó a pensar que a él le gustaban los hombres; para cuando tenía los veinte cuatro años se había transformado en una linda chica; era muy bonita. Cuando Sergio la conoció se enamoró de la bella Jose-fina; no pasó mucho tiempo, después que se enamoraron que Josefina le confesó que ella en realidad era un hombre. Sergio trató de cortar la relación, pero el amor que sentía por ella lo llevó a pedirle que se sometiera a una operación y de una vez se convirtiera en una mujer. Después de pensarlo bien Josefina aceptó pensando que iba a ser feliz lo hizo sin meditar, que es algo muy diferente a pensarlo muy bien. Los médicos la sometieron a exámenes muy rigurosos para ver si era elegible para una cirugía como esa; todo salió muy bien, tanto psicólogos, como neurólogos dijeron que sí era una candidata para hacerse la transformación. Cuando Josefina salió de la cirugía entonces se dio cuenta del gran error que había cometido, su arrepentimiento era demasiado tarde; esto la llevó a una fuerte depresión; era tan severa que intentó más de una ocasión quitarse la vida. Perder los testículos de esta manera muchos pensarían que no es deprimente pero lo cierto es que en la mayoría de los casos las personas se deprimen y se sienten culpables por no haber tomado una buena decisión. Muchos no logran superar el trauma, que esto les causa que hasta llegan al suicidio.

Pero si hay algunas personas, que lograron tomar una decisión correcta en el momento más oportuno de la vida; por ejemplo un hermano de un cantante famoso nicaragüense, conocido por cantar música salsa; él se arrepintió en el momento más oportuno. Cuando ya tenía todo listo para la cirugía, él se arrepintió cuando lo entrevistaron, dijo ahora estuviera llorando: "Mi desgracia, medité muy bien que era lo que quería hacer con mi vida." Dijo él: "Le doy gracias al Señor, por haberme iluminado mi mente; de lo contrario no sé qué hubiera hecho ahora." En realidad, es muy fácil adivinar lo que este hombre hubiera hecho, lo que todo hombre hace en estos casos; gritar como un Tarzán. Hasta ahora hemos mencionado maneras que son comunes de perder uno o hasta los dos testículos, pero hay más maneras que provocan esta pérdida que todo hombre debería prestar atención; porque es más común de lo que toda persona se puede imaginar.

Investiguemos el siguiente caso; tómenos como ejemplo el case de tres hombres; estos tres hombres pasaron por el mismo problema, en diferentes campos laborales. En Washington DC hay una compañía de construcción muy famosa por construir grandes edificios de concreto, el nombre es Miller & Long, es tan grande que emplea más de cinco mil personas en puestos diferentes, como carpinteros, herreros, labores concretos, y otros. Jerry era un hombre que trabajaba en la oficina. Este hombre tenía un carácter tan feo, que todo el mundo se preguntaban, por qué todo el mundo se preguntaba, porque era tan amargado con nadie hacía amistad. Por muy bueno que fuera un chiste, no se reía con nadie. Elmer era un jefe de carpintero, parecía que todo le sonreía en la vida, siempre se mantenía alegre; con todos los compañeros tenía amistad. Alonzo trabajaba en el concreto, metiendo el vibrador en las columnas y paredes; nadie se imaginaba que tenían algo en común. Los tres estaban sufriendo del mismo problema.

Un viernes Alonzo no se presentó al trabajo; todos creían que se había ido a otro lugar donde le pagarían mejor; otros decían que andaba de vacaciones. Era un hombre que nunca faltaba a su trabajo; de repente la noticia que estaba en el hospital; ahora todo el mundo quería saber de su enfermedad. Al investigar qué es lo que le sucedía; la noticia fue como un balde de agua fría para todos sus compañeros de trabajo. Al pobre hombre le había extirpado uno de sus testículos; se le había crecido tanto que era como el testículo de un toro. Lo que todo el mundo no podía creer es que este hombre nunca había visitado a un Doctor. Cuando le preguntaron: "¿Por qué no buscó al médico cuando sintió por primera vez el problema?" Él dijo: "No tuve tiempo. Siempre estaba tan ocupado que no pensé que esto se fuera a ser tan grave." ¿Cuál fue el problema de Alonzo? El problema empezó cuando le dieron el puesto de vibrador; esto llevó a que su vida se convirtiera en una desgracia. Sí, este hombre no tenía lugar para otra cosa que no fuera el trabajo. Si empezaban a tirar el concreto, en las paredes no podía quitarse de ahí hasta que las paredes quedaran terminadas. Eso era en las tardes, pero en las mañanas era el siguiente piso del edificio que estaba preparado para poner el concreto. Este hombre no tenía tiempo ni siquiera para ir al baño a orinar; y esto fue lo llevó a enfermarse de un testículo. Eso fue lo que dijo el médico que lo operó. Él no tenía cáncer y no tenía ninguna otra enfermedad, simple y sencillamente se le había dañado su testículo con su propia orina.

Lo mismo estaba pasando con Elmer, el por ser un excelente jefe y tener un buen récord con sus jefes, no sacaba tiempo para ir al baño; por estar al pendiente de los trabajadores que estaban a su cargo, soportaba fuertes deseos de orinar y mantenía un fuerte dolor constante en los testículos. Él mismo comenta: "Cuando miraba a todos, como gritaban y reían yo pensé que era un problema que solo yo estaba pasando; pero con el caso de Alonzo me doy cuenta de que no solo yo vivo con el problema." Ahora todos empezaron a comentar de lo que le había sucedido al pobre Alonzo; y hablaban de sus experiencias. El resultado fue que la mayoría había sentido, aunque fuera un dolor leve en uno de sus testículos. Las experiencias de Alonzo llevó a Jerry a cambiar y ser mas sociable y confesó que él también estaba sufriendo por causa de un fuerte dolor en uno de sus testículos, aunque visitaba al médico con frecuencia, su problema seguía y que no sabía qué hacer. Que Alonzo sufriera esa desgracia por motivo de su trabajo se puede entender un poco, si tomamos en cuenta que el concreto no puede esperar; en poco tiempo se seca y luego hay problema con los jefes, aunque no debería suceder algo así, pues la salud es lo que tiene que estar en primer lugar. Que Elmer estuviera sufriendo lo mismo que Alonzo solo por quedar bien con los jefes, eso sí que no es normal, en una persona que retenga las ganas de orinar solo por ser eficiente en su trabajo.

Eso es de alguien que no piensa; ni siquiera sabe que esto le traerá consecuencias en su vida y hasta en su familia y, ¡Jerry! él estaba en la oficina trabajando muy a gusto. ¿Por qué tenía que sufrir Jerry de este mismo problema? ¿Qué pasaba con él? El problema de él era el tráfico. Él mismo comenta: "Cuando terminaba mi jornada de trabajo salía hacia mi casa ansioso de llegar a relajarme; pero casi siempre encontraba un tráfico muy pesado en la ruta que tomaba para ir a mi casa. A veces tardaba hasta una hora y media en el tráfico, mientras más tiempo pasaba en la carretera, sentía que el problema que andaba llevando en los testículos se me hacía más grande, lo primero que sentía era como si una hormiguita me caminaba por los testículos y horas más tarde empezaba a sentir un fuerte dolor que no me dejaba caminar. Hasta el roce de la ropa me hacía sentir dolor." Cuando Jerry le explicó estas cosas al urólogo, el doctor le dijo: "Todo lo que sientes es por causa de tus propios orinas, cuando alguien siente que un insecto camina dentro de sus testículos es porque una pequeña cantidad de sus propios orinas ha entrado en sus testículos. Eso a la vez hace que el hombre sienta que le dé una sensación de ardor, y en la mayoría de las veces picazón, y cuando es un problema más grave siente dolor. Pocas personas se detienen a pensar que retener el deseo de orinar le puede causar este tipo de problemas, lo cierto es que esto afecta a todos hombres no importa la edad. Hasta niños de edad bien temprana, han tenido que ser sometidos a cirugías para quitarles uno y a veces hasta los dos testículos. La explicación que algunos doctores dan, son los niños por lo general que no tienen que retener el deseo de orinar, pero cuando un niño es sometido a la circuncisión, el niño tiende a retener el deseo de orinar, porque al orinar siente un fuerte ardor en la herida después, aunque están sanos hacen un hábito de retener el deseo de orinar. En otros casos son los mismos padres que les exigen a los niños que detengan los deseos de orinar, tal vez porque no quieren gastar pañales. El problema de retener los deseos de orinar es el siguiente," le dijo el doctor a Jerry: "la vejiga se estira cada vez que el hombre soporta el deseo de orinar unos treinta minutos más después de sentir el verdadero deseo de orinar, la vejiga se agranda. El que retenga las orinas, no quiere decir que el cuerpo deja de producir más orinas, el cuerpo continúa haciendo su trabajo. La vejiga es la que sufre, porque empieza a estirarse que cuando está demasiado grande, los músculos de la vejiga no tienen fuerza para expulsar las orinas. Entonces es cuando empieza el verdadero problema para el hombre que por alguna razón detiene el deseo de orinar; cuando los músculos de la vejiga no tienen fuerza para expulsar los orinas, entonces salen sin ninguna presión por lo tanto las orinas puedan entrar en los testículos con facilidad; al entrar algo de las orinas, aunque sea una milésima, esto con el tiempo o con el paso de los años empieza a podrir." Cuando Elmer visitó al urólogo, este le dijo exactamente lo mismo, le dejó que tenía una vejiga muy grande y que debía tomar una pastilla que le recetó y esta tenía que tomarla de por vida. El doctor le dijo: "Si no obedeces lo que te estoy remendando; dentro de quince años serás uno más en este mundo que no tendrás uno o quizás los dos testículos." Elmer solo tenía treinta años en ese tiempo; ¿qué hizo Elmer? "Empecé tomando la medicina tal como me ya había recetado el médico." Pero al paso del tiempo empezó a sufrir efectos secundarios. ¿Qué hizo? Él mismo cuenta: "Empecé a meditar en lo que el doctor me dijo; y pensé que si este problema lo causan las mismas orinas, entonces lo que tengo que hacer es evitar que las orinas entren en mis testículos y así evitar no solo que se me inflaman o pudran, sino también; evitar de tomar estas medicinas que a lo largo del tiempo también me va a dañar otra parte de mi cuerpo; lo mejor es usar la lógica." Comenta Elmer: "Cada vez que siento deseo de orinar busco un lugar a donde ir a vaciar le vejiga, puede ser un restaurante, un edificio de oficinas o cualquier baño público que encuentre, pero nunca retengo los deseos de orinar y mantener la vejiga vacía, eso es lo mejor que puede hacer todo hombre para no tener problemas en el futuro; si la vejiga ya se agrandó eso significa que nunca volverá a reducirse a su tamaño normal, por lo tanto los músculos quedarán débiles para siempre. Eso significa que, en el momento de orinar, las orinas no van a salir todos, por eso es importante que cada vez que la persona vacíe la vejiga se dé cuenta que tendrá este problema. Cada vez escurrirse hasta a asegurarse que no tiene ni una gota de orinas en su pene; tiene que agarrar su pene con los dedos, desde el pie del pene y llevar los dedos hasta el final del pene, tiene que hacerlo hasta asegurarse que no hay nada de orinas dentro de su pene. Así lo hice yo." Termina diciendo Elmer. "Hoy después de veinte años; ni tomo medicina ni padezco de dolor en los testículos; lo que me dijo aquel doctor, gracias a Dios no sucedió la predicción del doctor, no falló porque él estuviera equivocado; no fue porque usé la lógica del problema; puse en práctica lo que vi de la realidad de asunto; todos podemos aprender a sobrellevar los problemas de la vida. Lo que tenemos que hacer es prestar atención a lo que padecemos, y sobre todo a los problemas que son comunes en la vida. La comunicación y el buen entendimiento son claves para evitar problemas como los que aquí se han expuesto; cuando sienta dolor no se quede callado. Hable de su problema con el doctor, con su amigo o con la persona que más confianza le tenga, un buen consejo a tiempo vale más que un puñado de dinero. El no prestar atención a este tipo de dolencia le puede traer graves consecuencias en el futuro." Cuando un niño llora; el que lo observa lo ve como algo normal, cuando una mujer llora los demás lo ven como un suceso en la vida de ella, pero cuando escuchan llorar a un hombre; piensan que escucharon a un Tarzán.

Sabías esto: Las manchas blancas en la piel casi siempre empiezan en las manos, después poco a poco van apareciendo alrededor de los labios. La razón es que la persona que padece de esta penosa enfermedad se frota los labios con las manos y también los ojos. Lo hace con frecuencia, así es como se va esparciéndose esta enfermedad por todo el cuerpo hasta convertirse en un problema visible a todo el mundo. Pero ¿cómo aparece? ¿cuál es la causa de este problema? En la mayoría de los casos las personas que padecen de este problema son personas mayores de cincuenta años especialmente hombres; aunque esto era típico solo en hombres en los años sesenta para atrás, ahora casi es igual tanto hombres como mujeres padecen de este problema. El problema es obvio, la mujer se hizo libertina y muy liberal; ahora bien, ¿por qué hombres y por qué mayores de cincuenta años? Esto se debe a que los hombres en su mayoría cuando entran a esa edad, es cuando empiezan a perder la potencia sexual, para solucionar el problema lo primero que el hombre hace es tomar vitaminas, pero como algunos también les gusta disfrutar de las bebidas alcohólicas; entonces el resultado son manchas blancas en la piel; en palabras claras es esto; vitaminas para mejorar la potencia sexual más alcohol es igual a manchas blancas en las manos, después a la persona que tiene este problema siente comezón alrededor de los labios y empieza a frotarse con las manos, también siente picazón alrededor de los ojos y también empieza a frotarse con las manos, así poco a poquito va pasando de las manos a los ojos y los labios, ¿significa esto que esta penosa enfermedad es contagiosa? No, pero sí es pasativa, lo que significa que la persona puede ser donante de sus órganos, pero sí puede pasarle este problema a otra persona por el contacto, especialmente si la persona que tiene el problema está transpirando o sudando en el momento del contacto; pero eso si el contacto tiene que suceder con mucha frecuencia. Así que la próxima vez que ves a una persona con las manos blancas no tengas miedo de saludarlo y darle un buen apretón de manos porque para que te pase la penosa enfermedad tiene que haber muchos apretones de manos.

Sabías esto: Las manchas negras eran algo típico en las mujeres. Antes que apareciera la tecnología las mujeres eran las que se encargaban de las cosas que tenían que ver con la cocina. Ellas eran las únicas que se pasaban mucho tiempo cocinando y atendiendo el hogar, como empezaban desde niñas a ejercer este trabajo, cuando tenían una edad de 30 años en adelante empezaban a aparecer las manchas negras en la piel especialmente en el rostro a que se debía esto. El problema era el tipo de cocina que se usaba en aquellos tiempos, la cocina y el horno eran de leña, todo lo que se cocinaba era a base de leña, todo en un calor insoportable las amas de casa sudaban tanto que tenían que utilizar una pequeña toalla para secarse el sudor de la frente y todo su rostro, y esto era lo que les provocaba las manchas en la cara, de repente el mundo cambió, llegó la tecnología, apareció el gas y la electricidad, esto hizo la vida más fácil a las familias, hoy en día hay más hombres con manchas negras en la cara que mujeres. ¿Por qué el cambio? Así como la mujer se liberó de ciertos prejuicios que el hombre tenía sobre las mujeres, también el hombre se liberó de algunas cosas que las mujeres criticaban de las hombres; por ejemplo si veían a un hombre con una toalla limpiarse el rostro empezaban a cuestionarse si en verdad ese hombre era heterosexual o si era homosexual hoy en día el hombre usa una toalla para limpiarse el rostro sin ningún temor a ser objeto de críticas. Por esta razón es que hay muchos hombres con manchas negras en el rostro porque al igual que las mujeres del pasado, usaban un trapo áspero para limpiarse el rostro; hoy el hombre usa el mismo método para limpiarse la cara. Antes el hombre usaba los dedos de la mano para quitarse el sudor de la cara; rozar la piel con los dedos no causa ningún problema, pero si usamos otra cosa, entonces tenemos la posibilidad de quitarle piel la capa más delgada del rostro, lo más sensible de la piel: ¿Qué sucede entonces con la piel? La piel se regenera casi de inmediato, pero si pasamos una y otra vez la toalla, estamos quitando la piel una y otra vez, la piel se regenera una y otra vez entonces la piel al regenerarse con frecuencia se regenera con una piel más gruesa y con un color oscuro hasta que la mancha negra se queda en la cara permanente. Así que si trabajas en la construcción y sudas no te limpies con otra cosa; usa tus dedos y nunca verás manchas negras en tu rostro.

Sabías esto: Las bebidas gaseosas son las causas de muertes de más de 20 millones de personas en los Estados Unidos todos los años. Si tomamos en cuenta todos los países del mundo; las bebidas que contienen soda matan más personas que el cáncer y el SIDA juntos; las bebidas que tienen soda dañan el órgano vital para descomponer los azucares y los alimentos que contienen almidón; estamos hablando del páncreas. Los médicos saben que las bebidas que contienen soda son dañinas para el páncreas, pero no lo dicen cuál es la razón. Parece que no les conviene hablar del asunto; lo cierto es que cuando llega un enfermo con el azúcar alto, lo primero que prohíben es la soda;

todos creen que los médicos prohíben las bebidas que contienen sodas por la cantidad de azúcar que estas contienen, pero lo cierto es que la prohíben por la soda que contiene al igual que los médicos, los gobiernos saben muy bien que este tipo de bebida es dañina para la salud pero tan poco les conviene poner restricciones a este tipo de bebidas. Les interesa más las buenas ganancias que estas les traen que el bienestar de la gente; ahora bien ¿por qué estamos hablando con tanta certeza de que las bebidas gaseosas son dañinas para el páncreas? Por lo que se explica a continuación; cuando los científicos quieren comprobar que algo as real, lo prueban en cien personas, si el resultado es que noventa y cinco personas dieron positivos en su experimento, entonces ellos dicen que está comprobado científicamente. Entonces esto nos lleva a comprobar que científicamente este experimento es real, porque se investigaron cien aldeas en Centroamérica. Aldeas donde no había entrado la civilización; es decir no tenían luz eléctrica ni mucho menos carreteras por donde transportar este tipo de bebidas; pero cuando los gobiernos construyeron carreteras y llevaron la luz eléctrica, los que tenían los medios para comprar un refrigerador lo hicieron y empezaron con los negocios de bebidas y con ello las bebidas gaseosas. Cinco años más tarde empezó una epidemia de diabetes; enfermedad que los aldeanos no padecían; si esto no crees que es real entonces ¿por qué en las Amazonas y en los lugares remotos de África no se encuentra ni un caso de diabetes? Así que cuando te lleves a la boca una soda piensa que estás destruyendo el órgano que se encarga de matar los azucares que consumes el páncreas.

Sabías esto: Los chupetones en el cuello por parte de tu pareja, pueden causarte la muerte. Los médicos saben esto desde hace muchos años; pero nunca lo dicen. ¿Por qué? Simplemente no les importa hablar del asunto. Erik y Maritsa, eran dos jovencitos que estaban experimentando lo que es el amor. Maritsa era muy celosa y siempre estaba reclamándola por todo lo que Erik miraba. Cuando Erik decide cortar aquella relación enfermiza, Maritza lo agarra del brazo y llorando le dice que lo quiere mucho; de repente cruzan las miradas y Maritza lo abraza y lo besa sin pensarlo, le empieza a chupar el cuello dejándole varios chupetones en el cuello, Erik cuenta que: "Al principio hasta sentí muy bueno por eso le permití que me hiciera aquello." Maritza con burla le dijo: "Te queda mi marca para siempre." Erik le contesta: "Te juro que nunca te volveré a ver en mi vida." Que ciertas fueron aquellas palabras; pues en los próximos dos días, Erik con tan solo dieciséis años, sufrió un derrame en el cerebro que lo mantuvo en el hospital por varios meses y consecuencias graves por mucho tiempo. Cuando la madre le preguntó al médico cuál era la causa de aquel suceso, el médico le dijo: "Mire esto, ¿qué tiene so hijo en el cuello?" La madre de Erik le dijo: "Son moretones como chupetones." El doctor dijo: "Son chupetones, eso que está viendo en el cuello de su hijo es lo que provocó el derrame en el cerebro." "¿Cómo dijo?" "Sí, eso casi lo mata; la sangre coagulada, viajó por sus venas hasta su cerebro y eso le tapó las arterias del cerebro, causándole el derrame en el cerebro." Dijo el médico. Estos sucesos ocurren con más frecuencia de lo que la gente su puede imaginar, no se sabe con certeza que porcentaje ocurren estos casos alrededor del mundo. La razón es que nadie le da importancia a este asunto; pero desde que el mundo es mundo; este medio de matar u otro ha sucedido más de lo que podemos imaginar. Así que cuando alguien quiere pegarte un buen chupetón en el cuello o en otra parte del cuerpo; piensa que existe la posibilidad que te dé un paro cardiaco o un derrame en el cerebro; ya que puede correr por tus venas un coagulo de sangre y taparte las venas; y morir lleno de amor.

Sabías esto: Antes que el mundo se desarrollara, las abuelitas se encargaban de cuidar a las madres primerizas o sea, a aquellas madres que daban a luz a un bebé por primera vez. Parece que ellas tenían un buen conocimiento de las cosas más importantes de la vida; por eso había menos fracasos y menos enfermedades que hoy en día cuando una abuelita miraba que su hija intentaba bañar a un niño. Después de dormir la siesta; la abuelita inmediatamente le decía no bañes al niño porque se le puede engüerar la sangre; en algunos países güero significa pelo rubio o pelo amarillo; pero no es a esto que se referían las abuelitas cuando decían se le va a engüerar la sangre, se referían a que la sangre iba a podrir. Siempre estaban pendientes, que la nueva mamá no cometiera errores; el resultado era niños saludables; casi nunca tenían que visitar al médico. Hoy en día, las clínicas y hospitales se llenan de niños enfermos y es alarmante de cuánto niño aparece con leucemia que es igual a sangre podrida o güera como decían las abuelitas. Nunca se comprobó que esto fuera real; pero según piensan las personas de edad muy avanzada la leucemia apareció en el mundo debido a que los padres modernos no saben cuidar a sus hijos. Los padres de hoy, lo que menos tienen es tiempo; por eso todo lo hacen sin meditar en las consecuencias de lo que hacen. En los años setentas para atrás, los casos de enfermedades de sangre eran aislados. Ahora son tan frecuentes como la gripe en aquellos tiempos. ¿Por qué no permitían que se bañara a un niño después de dormir la siesta? Las mismas abuelitas lo explicaban así; cuando un niño o un adulto duerme en el día, la sangre de esa persona se calienta al mojar a esa persona con agua fría, la temperatura de la sangre cambia rápidamente de caliente a fría y es por eso que la sangre se empieza a podrir; y a eso los doctores la llaman leucemia; si no crees en esto haga la prueba con un aso de vidrio caliente. Después de estar bien caliente, póngale agua fría y frente a sus ojos lo verá reventarse; lo mismo sucede con todo lo que está caliente y pasa a frío incluyendo la sangre.

Sabia esto: Las gotas que se usan para quitar lo rojo de los ojos; causan una enfermedad en el cerebro llamada depresión, aunque esta enfermedad hay muchas cosas que la causan, las gotas en los ojos, al usarlas por largo tiempo producen problemas mentales en las personas. Quince años tenía Andrew cuando empezó a usar gotas en los ojos, esto empezó cuando se burlaban de él porque siempre tenía los ojos rojos, siempre le decían que era un drogadicto; y algunos le decían borracho. Cuando tenía veinte años, en su trabajo le mandaban hacer la prueba de drogas muy a menudo; entonces fue cuando usaba las gotas para quitarse lo rojo de los ojos. Con más frecuencia, las usaba cada hora o cuando se acordaba. Cuando cumplió los treinta y cinco años empezó a perder el sueño: nunca se imaginó que aquellas gotas que le quitaban lo rojo de ojos también le quitarían el sueño, cuando visitó al neurólogo por primera vez, el doctor le explicó que su falta de sueños era porque tenía una fuerte depresión y que su cerebro no ajustaba a desechar todos los químicos que entraban por la sangre al cerebro El doctor le explicó que la depresión es causada principalmente por algunos tipos de anestesia, también la puede producir las gotas que se usan para quitar lo rojo de los ojos porque esta va directamente al cerebro al entrar por el ojo. Andrew ahora tiene más de cincuenta años y nunca encontró la medicina para su mal porque las gotas que usó para quitar lo rojo de sus ojos por los veinte años que usó, le lesionó el cerebro permanentemente; así que si alguien nos dice que no puede dormir lo primero que debemos preguntar es si usa gotas en los ojos, pues esto causa problemas permanentes en la vida de muchas personas. No olvidemos que usar gotas para los ojos es igual de peligroso como anestesia; pues las dos cosas tienen químicos que el cerebro a veces no puede desechar, si esto lo hubiera sabido el famoso cantante Rey del…entonces estuviera vivo, porque no se hubiera dejado aplicar anestesia por doctores escrúpulos que solo buscan el dinero y no el bienestar de sus pacientes.

Sabías esto: El hábito de masturbarse te produce barros y espinillas en la piel. Muchos hombres tienen la espalda con muchos granos por esta práctica, la mayoría de los que padecen de acné en la espalda ni siquiera le dan importancia al problema; pero cuando el acné brota en la cara, entonces las cosas cambian. Aunque existen personas que no les importa, a la mayoría si, por eso es que las grandes empresas farmacéuticas obtienen cientos de millones de dólares al año en ventas de productos que ni siquiera alivian el problema. Por muy buenas que sean las cremas o medicinas para el acné, no van a funcionar si la persona continúa masturbándose. Este fue el caso de Thony y Rubén dos adolescentes que tenían la cara llenas de barros y espinillas; cuando leyeron esta información Rubén dijo: "Yo no tengo ese hábito de masturbarme en cambio." Thony dijo: "Yo sí." Cuando pasaron cuatro meses el resultado fue muy obvio, Thony no tenía ni un solo grano en su piel, Rubén por su parte cada día empeoraba; entonces Thony le dijo: "Si fueras un hombre honesto aceptarías que tienes un problema." Esto es cierto, muchos jóvenes por vergüenza no aceptan que tienen este hábito tan asqueroso; y continúan usando cremas que al final no les ayudan a resolver el problema; y continúan con el mal hábito sin importar las consecuencias de sus malas acciones; Thony continúa diciendo: "Yo antes me masturbaba un día, si un día no pero hoy solo lo hago cuando de verdad lo necesito, lo que quiero decir es que lo hago una vez al mes." Si una persona puede pasar un mes sin el placer sexual eso quiere decir que puede pasar dos meses y si puede pasar todo ese tiempo significa que puede guardarse hasta el matrimonio. Qué bonito sería la vida si todos los seres humanos mantuviéramos la castidad hasta llegar al matrimonio. No existieran enfermedades de transmisión sexual; pero desde el mismo momento que una persona empieza a tocarse o acariciarse su propio cuerpo con fines sexuales esa persona se está faltando el respeto a sí mismo. Él que piense que no es dañino masturbarse de vez en cuando; es porque cree que lo que hace no tiene ningún resultado; pero todas nuestras acciones tienen un resultado; sea esta buena o mala. Si tienes barros y espinillas lucha, por mantener la castidad. Evitar el sexo contra natural es la mejor medicina para borrar de la cara los barros y espinillas de la piel.

Sabías esto: La masturbación no solo resulta en barros y espinillas en la piel, sino que también tiene otras consecuencias en la piel de aquellas personas que la practicaron por largo tiempo. Pongamos por ejemplo a Rubén el joven mencionado en la página anterior; él no fue tan inteligente como Thony que de inmediato puso en práctica el consejo que le dieron. Cuando Rubén llegó a los veinticinco años, los barros y espinillas empezaron a desaparecer de su cara pero hoy sufre las consecuencias de su falta de sensatez, pues hoy tiene la cara toda marcada por los barros y espinillas que tuvo en su adolescencia; pero no solo ese tipo de resultados tiene; por esta práctica cuando una persona continúa con esta práctica después de su adolescencia aparecen otras infecciones que muy pocas personas se lo imaginan. Las erupciones en la piel ya no son baros y espinillas; ahora la persona tiene gran posibilidad que le broten en la piel verrugas. En algunos lugares son conocidos cono mezquinos; si muchos piensan que cuando empiezan a brotar estos molestos granos es porque es parte de la vejez pero en realidad es el resultado de su práctica sucia; aunque la mayoría de psicólogos dicen que la masturbación es una práctica inofensiva hay otros que opinan lo contrario, por ejemplo: Susana una psicóloga que lleva muchos años practicando esta profesión, dice que muchos de sus pacientes que llevan practicando esto por muchos años han llegado a tener algún tipo de problemas mentales; y que a lo largo el hombre que mantiene esta práctica, experimenta defunción eréctil; a una temprana edad que aquellos que no lo practican. Ella dice que todos los profesionales de la salud saben muy bien que esta práctica es dañina para la salud física y mental, pero que no lo dan a conocer porque no es algo que mata a las personas que lo practican, esa es la verdadera razón por lo que no hablan del asunto.

Sabías esto: En los países desarrollados hay más personas que usan lentes que en los países en desarrollo, ¿a qué se debe esta situación? Porque los niños en los países en desarrollo tienen más libertad que los niños que se crecen en los se países desarrollados. La vista del ser humano se desarrolla en los primeros cinco años, cuando un niño pasa los primeros cinco años de su vida dentro de un apartamento; esto no le permite que su visión se desarrolle en su totalidad. Muy diferente cuando un niño crece en un ambiente libre, su visión se desarrolla totalmente; y tiene más posibilidad de vivir con una visión clara a largo tiempo. ¿Por qué la diferencia? Esto se debe a que los seres humanos estamos hechos para vivir en libertad y usar la vista a larga distancia por ejemplo un niño que nace en lugares rurales tiene la libertad de observar la luna, las estrellas casi todas las noches; también puede subir con sus padres a lugares altos y divisar su ambiente a larga distancia; esto le permite al niño desarrollar su visión mejor que a un niño nacido y crecido en lugares urbanos donde lo único que ven son paredes y la televisión. Por esta razón cuando llegan a la edad escolar, necesitan lentes. Cuando Avelino llegó a los estados unidos pensó que cuando le nacieran los hijos iban a heredar su buena visión; Avelino se sentía orgulloso de ser descendiente de padres y abuelos que nunca necesitaron lentes. Que sorpresas se llevó cuando su segunda hija le recetaron lentes a los cinco años; él le preguntó al doctor: "Por qué mi hija necesita lentes si en mi familia y en la de mi esposa nadie usa lentes." El doctor dijo: "Son cosas que posan las enfermedades no sabemos cuando y donde van a aparecer; es natural perder la visión después de cumplir los cuarenta años; pero también es normal a la edad de cinco." Cuando visitaron al especialista este le dio una explicación mejor que el pediatra; este les dijo que todo se debe a que los niños están viendo más a corta distancia que a largo distancia. Se pasan el tiempo viendo la televisión o el teléfono celular, aunque ver esto no es lo que les afecta la vista lo que sucede es que la vista no se desarrolla cuando solo ven a corta distancia; necesitamos controlar a los niños el tiempo que pasan frente a la televisión y el celular y llevarlos más al parque y si es posible ir al campo con ellos con mucha frecuencia, así evitaremos que usen lentes.

Sabías esto: Hay millones de hombre que tienen pechos igual que una mujer pero también hay millones de mujeres que tienen el pecho como si fueran hombres y no precisamente porque se hayan sometido a una cirugía; cuando decimos hombres con pechos de mujer no estamos diciendo hombres gordos sino a hombres con senos de mujer; a veces se da este problema en uno de los pechos; o sea un pecho grande y otro pequeño. Cuando los seres humanos no se habían desarrollado tanto como ahora este problema no se daba tan a menudo; ahora es más común ver a hombres con pechos grandes. ¿Por qué? Antes cuando nacía un bebé las abuelitas estaban muy pendientes de su hija y su nieto; cuidando tanto a la madre como al bebé y una de las cosas que hacían era calentar ciertas partes del cuerpo; entre ellas los pechos del bebé. Usaban algún tipo de aceite, lo frotaban en sus dedos y calentaban sus dedos o toda sus manos luego pasaban sus dedos calientes por los pechos del bebé hasta calentar bien sus pezones y después de estar caliente apretaban los pezones del bebé hasta sacarle un líquido; al sacarle este líquido se estaban asegurando de que cuando el niño se convirtiera en adulto no se le crecieran los pechos igual que a una mujer; de esa misma manera cuidaban a las niñas, las cuidaban y se aseguraban que nadie les fuera a sacar ese líquido; para que cuando fueran adultas llegaran a ser mujeres normales. Ese líquido que traen los bebés al nacer se les seca solo hasta después de los cuarenta días de nacido; hoy las madres le sacan, ese líquido a los bebés por accidente mientras los están bañando, les aprietan los pezones, les sacan el líquido y ni siquiera se dan cuenta que lo hicieron es peor, sin darse cuenta también les sacan ese líquido a las niñas y el resultado es una gran cantidad de mujeres sin senos; si tan solo les prestaran atención a las cosas más importantes de la vida; resolviera muchas cosas sin necesidad de la medicina.